52 Ricette Per Aiutarti A Sbarazzarti Del Mal Di Gola Velocemente:

Aumenta L'assunzione Di Vitamine E Minerali Per Stimolare Naturalmente Il Sistema Immunitario E Curare Il Mal Di Gola

Di

Joe Correa CSN

COPYRIGHT

Questa pubblicazione è costruita per fornire informazioni accurate e accreditate riguardo all'argomento trattato. Esso viene venduto con la consapevolezza che nè l'autore nè la casa editrice sono impegnati a fornire consigli di tipo medico. Nel caso in cui si necessita consiglio medico o assistenza, consultare un medico. Questo libro viene considerato una guida da nonu sare in modo deleterio alla vostra salute. Consultare un medico prima di iniziare questo piano di nutrizione per assicurarsi che sia giusto per voi.

RINGRAZIAMENTI

Questo libro è dedicatoai miei amici e ai membri della mia famiglia che hanno avuto una lieve o grave malattia cosicchè possano trovare una soluzione e fare i cambiamenti necessari nella vostra vita.

52 Ricette Per Aiutarti A Sbarazzarti Del Mal Di Gola Velocemente:

Aumenta L'assunzione Di Vitamine E Minerali Per Stimolare Naturalmente Il Sistema Immunitario E Curare Il Mal Di Gola

Di

Joe Correa CSN

CONTENUTI

SULL'AUTORE

Dopo anni di ricerca, credo onestamente nel potere che un'alimentazione giusta può avere sul corpo e la mente. La mia conoscenza ed esperienza mi ha aiutato a vivere in modo più sano negli anni e ho iniziato a condividerla con gli amici e la mia famiglia. Più si conosce sul mangiare e bere in modo salutare, prima si vorrà cambiare la propria vita e le proprie abitudini alimentari.

L'alimentazione è l'elemento chiave nel processo di essere salutari e vivere più a lungo, quindi iniziate oggi. Il primo passo è il più importante e il più significativo.

INTRODUCTION

52 Ricette Per Aiutarti A Sbarazzarti Del Mal Di Gola Velocemente: Aumenta L'assunzione Di Vitamine E Minerali Per Stimolare Naturalmente Il Sistema Immunitario E Curare Il Mal Di Gola

Di Joe Correa CSN

Avere il mal di gola è una condizione scomoda, seguita da irritazione e difficoltà a deglutire.

Aiutare il tuo sistema immunitario con cibi ricchi di vitamine è sempre il modo migliore per combattere i diversi virus che causano il mal di gola e altre malattie. La maggior parte di noi sa questo in teoria, ma non sembra fare caso a quanto è importante ciò che mangiano per la nostra guarigione. Ignoriamo o addirittura evitiamo completamente alcune linee guida nutrizionali e cadiamo in una trappola e finiamo percurare la condizione invece di prevenirla. Questa condizione non è pericolosa, finchè non dura per un certo periodo di tempo, quando poi avrai bisogno di fare una visita da un medico.

Quando si ha un mal di gola, mangiare può essere doloroso, ma bisogna mangiare per riprendersi. Ed è per questo che volevo condividere dei suggerimenti su ciò che dovresti mangiare per guarire.

La prima regola per l'alimentazione, per quanto riguarda il mal di gola, è mangiare cibo cotto e morbido. Questa non è una sorpresa. Tuttavia, volevo condividere con voi alcuni ricette saportite che richiedono poca masticazione e sono perfettamente salutari allo stesso tempo. Credo sia la più grande sfida da avere mentre si ha il mal di gola.

Queste ricette deliziose miglioreranno le tue difficoltà di masticazione e amerai ogni morso.

Vorrei anche andare oltre con queste ricette e darti il miglior insieme di nutrienti che puoi trovare per potenziare il tuo sistema immunitario e prevenire questa condizione.

Il mal di gola può essere molto irritante e può esaurire le tue energie. Fa si che questo libro sia la tua guida salutare e dimenticati di questo malanno invernale.

52 RICETTE PER AIUTARTI A SBARAZZARTI DEL MAL DI GOLA VELOCEMENTE: AUMENTA L'ASSUNZIONE DI VITAMINE E MINERALI PER STIMOLARE NATURALMENTE IL SISTEMA IMMUNITARIO E CURARE IL MAL DI GOLA

1.   Zuppa di pollo al limone

Ingredienti:

900g di petto di pollo, tagliato a bocconcini

1 grande carota, a fette

½ tazza di sedano, tagliato

¼ tazza di cipollotti, tagliato

3 cucchiai di succo di limone, fresco

2 grandi uova

4 cucchiai di olio d'oliva

¼ cucchiaino di sale

¼ cucchiaino di pepe nero, tritato

Preparazione:

Pre-riscaldare l'olio inuna grande padella anti-aderente a fuoco medio-alto. Aggiungere la carota, il sedano, e le cipolle e cuocere per 5 minuti, girando costantemente. Ora, aggiungere il pollo e cuocere per altri 5 minuti, o finchè il pollo diventa leggermente dorato. Versare dell' acqua in modo da coprire tutti gli ingredienti e far bollire. Abbassare il fuoco e coprire con un coperchio. Aggiungere dell'altra acqua per aggiustare la consistenza. Far cuocere a fuoco lento per 30-40 minuti.

Intanto, unire uova e succo di limone in una ciotola media. Spruzzare del sale e pepper e pour versare il tutto nella padella. Girare bene e cuocere per 5 minuti, o finchè le uova sono ferme. Rimuovere dal fuoco e servire caldo.

Informazioni nutrizionali per porzione: Kcal: 401, Proteine: 46.2g, Carboidrati: 2.1g, Grassi: 22.3g

2.   Polenta Piccante fatta in casa

Ingredienti:

450g di farina di mais

4 tazze di acqua

5 cucchiai di olio d'oliva

1 tazza di yogurt greco

½ cucchiaino di pepe Cayenne

1 cucchiao di burro

¼ cucchiaino di sale

Preparazione:

Versare l'acqua in una pentola e portare a bollore.

Aggiungere l'olio d'oliva e il sale e abbassare la fiamma a fuoco medio. Versare lentamente la farina di mais. Cuocere finchè il miscuglio diventa spesso, girando costantemente. Remove from the heat and let it cool for a while. Top with yogurt and mettere da parte.

Intanto, sciogliere il burro in una padella a temperatura bassa. Aggiungere il pepe cayenne e cuocere per 1 minuto. Rimuovere dai fornelli e versare questo miscuglio sulla polenta.

Informazioni nutrizionali per porzione: Kcal: 209, Proteine: 6.2g, Carboidrati: 44.5g, Grassi: 12.8g

3.   Frullato di melone e fragole

Ingredienti:

½ tazza di fragole fresche

½ grande banana, tagliata

1 tazza di melone, tagliato

3 cucchiaio di succo di limone, fresco

¼ cucchiaino di cannella, tritato

2 tazze di latte scremato

Preparazione:

Unire tutti gli ingredienti in un mixer e mischiare finchè il tutto è morbido e omogeneo. Trasferire in bicchieri da portata e servire subito.

Informazioni nutrizionali per porzione: Kcal: 82, Proteine: 4.7g, Carboidrati: 14.8g, Grassi: 0.3g

4.   Zuppa di fagioli e pomodori

Ingredienti:

900g di pomodori medi, a dadini

1 tazza di fagioli bianchi, cotti

1 piccola cipolla, a dadini

2 spicchi d'aglio, schiacciato

1 tazza di panna

4 cucchiai di latte scremato

1 tazza di brodo di verdure

2 cucchiai di prezzemolo fresco, tagliato finemente

¼ cucchiaino di pepe nero, tritato

2 cucchiai di olio d'oliva

½ cucchiaino di sale

Preparazione:

Posizionare in una pentola con acqua bollente i fagioli e cuocere finchè sono al dente. Rimuovere dai fornelli e scolare. Mettere da parte.

Pre-riscaldare l'olio in una padella a fuoco medio. Aggiungere aglio e cipolla e soffriggere per 5 minuti, o finchè sono diventano traslucidi. Aggiungere i pomodori, i fagioli bianchi, il prezzemolo, e il sale. Aggiungere il latte per bilanciare il sapore amaro. Girare una volta, e poi aggiungere il brodo di verdure. Abbassare il calore e cuocere per 45 minuti e poi rimuovere dal fuoco.

Aggiungere la panna acida e servire.

Informazioni nutrizionali per porzione: Kcal: 317, Proteine: 12.8g, Carboidrati: 34.9g, Grassi: 15.5g

5.   Pancakes di mirtilli con crema di mandorle

Ingredienti:

4 cucchiai di semi di limo

12 cucchiai di acqua

4 cucchiai farina di grano saraceno

1 tazza di latte di mandorle

¼ cucchiaino di sale

1 tazza di crema di mandorle

1 tazza di mirtilli

olio di semi di lino

Preparazione:

Unire i semi di lino con ½ tazza di acqua e mettere da parte, lasciandoli a mollo.

Nel frattempo, unire gli altri Ingredienti in una ciotola e unire i semi di lino. Frullare bene con un mixer.

Far riscaldare l'olio in una padella a fuoco medio. Versare una parte dell'impasto nella padella e cuocere i pancakes per circa 2-3 minuti, per lato. Questo impasto dovrebbe creare 8 pancakes.

Guarnire ogni pancake con la crema di mandorle e i mirtilli. servire.

Informazioni nutrizionali per porzione: Kcal: 358, Proteine: 8.9g, Carboidrati: 20.9g, Grassi: 28.7g

6.   Lattuga fresca con aceto e Lime

Ingredienti:

114g di lattuga fresca, tagliata

¼ tazza di aceto di mele

3 cucchiai di succo di limone

2 cucchiaini di miele

2 spicchi d'aglio, schiacciato

¼ tazza di olio extra vergine d'oliva

2 cucchiai di succo di lime

Preparazione:

Unire l'aceto, il succo di limone, il miele, l'aglio, l'olio d'oliva, e il succo di lime in una brocca. Sigillare bene con un coperchio e scuotere. Far riposare per circa 20 minuti per far combinare tutti i sapori.

Inserire la lattuga in una ciotola e spruzzare del condimento. Agitare per combinare il tutto e servire.

Informazioni nutrizionali per porzione: Kcal: 265, Proteine: 0.7g, Carboidrati: 10.4g, Grassi: 25.5g

7.   Patate dolci schiacciate con cipolle

Ingredienti:

3 tazze di patate dolci, pre-cotte

1 tazza di cipollotto, tagliato finemente

1 grande cipolla rossa, tagliata

1 cucchiao di succo di limone

1 cucchiao di olio d'oliva

½ cucchiaino di sale

¼ cucchiaino di pepe nero, tritato

Preparazione:

Posizionare le patate in una pentola con acqua bollente. Cuocere finchè è possibile attraversarle con una forchetta. Rimuovere dal calore e scolare. Mettere da parte e far raffreddare per un pò.

Trasferire le patate in un mixer. Aggiungere un pizzico di sale pepe e mischiare finchè diventa una purea. Versare la purea in una ciotola. Aggiungere i cipolotti, la cipolla rossa e spruzzare con il succo di limone e l'olio d'oliva. Condire con sale e pepe.

Servire freddo.

Informazioni nutrizionali per porzione: Kcal: 218, Proteine: 3.2g Carboidrati: 46.7g Grassi: 5.1g

8.   Porridge di quinoa e fagioli

Ingredienti:

1 tazza di quinoa bianca, pre-cotta

1 tazza di fagioli bianchi, pre-cotti

½ tazza di prezzemolo

1 piccola cipolla, tagliata finemente

2 spicchi d'aglio, tritato

1 tazza di funghi button, a fette

¼ cucchiaino di sale

4 cucchiaio di olio d'oliva

¼ cucchiaino di pepe nero, tritato

Preparazione:

Posizionare quinoa in una pentola profonda con 3 tazze di acqua. Far bollire e poi ridurre il calore. Coprire con un coperchio e cuocere per 15 minuti. RImuovere dai fornelli e stropicciare con una forchetta. Mettere da parte.

Posizionare in una pentola con acqua bollente i fagioli e far cuocere finchè sono al dente. Rimuovere dai fornelli e scolare. Mettere da parte.

Pre-riscaldare l'olio in una padella a fuoco medio-alto. Aggiungere la cipolla tagliata e soffriggere pre 5 minuti, o finchè diventa traslucida.

Aggiungere la quinoa cotta, i fagioli bianchi, il prezzemolo, i funghi button, e 2 tazze di acqua. Mischiare bene e cuocere per 15 minuti, o finchè i liquidi evaporano. Rimuovere dai fornelli e trasferire in una ciotola. Cospargere del pepe e mischiare bene. Servire caldo.

Informazioni nutrizionali per porzione: Kcal: 619, Proteine: 25.2g, Carboidrati: 82.0g, Grassi: 22.9g

9. Frullato di cavolo

Ingredienti:

1 tazza di latte di mandorle

1 tazza di cavolo, tagliato finemente

½ pesca, a fette

1 tazza di melone

1 cucchiaino di curcuma, tritato

1 cucchiaio di semi di sesamo

1 cucchiaino di miele

Preparazione:

Posizionare gli Ingredienti in un mixer. Combinare il tutto e servire in bicchieri da portata. Mettere in frigo per 30 minuti prima di servire.

Informazioni nutrizionali per porzione: Kcal: 249, Proteine: 3.8g, Carboidrati: 16.4g, Grassi: 20.8g

10.   Riso integrale con stufato di verdure

Ingredienti:

1 tazza di riso integrale, non-cotto

240g di cavolfiori

2 carote medie, a fette

1 sedano medio, a fette

3 cucchiai di burro

1 cucchiaino di sale marino

½ cucchiaino di pepe nero, tritato

Preparazione:

Posizionare il riso in una pentola profonda. Aggiungere circa 3 tazze di acqua e far bollire. Ridurre la fiamma e continua a cuocere fino a far evaporare tutti i liquidi. Rimuovere dal calore e mettere da parte.

Intanto, posizionare le verdure in una pentola con acqua bollente e cuocere finchè sono al dente. Rimuovere dai fornelli e scolare l'acqua in eccesso.

Far sciogliere il burro una padella a temperatura medio-alta. Aggiungere il riso cotto, il sale, il pepe e soffriggere per 3-4 minuti. Mischiare bene e servire con delle verdure.

Informazioni nutrizionali per porzione: Kcal: 427, Proteine: 6.7g, Carboidrati: 56.7g, Grassi: 20.5g

11. Insalata di cavolo

Ingredienti:

114g di cavolo fresco, finemente tagliato

¼ tazza di aceto di mele

¼ cucchiaino di sale

¼ cucchiaino di pepe nero, tritato

Preparazione:

In una piccola padella, unire l'aceto di mele, il sale e il pepe e far bollire. Mischiare bene una volta e rimuovere dai fornelli.

Versare questo condimento caldo sul cavolo ed agitare bene per combinare il tutto. Servire subito.

Informazioni nutrizionali per porzione: Kcal: 175, Proteine: 1.5g, Carboidrati: 7.5g, Grassi: 0.1g

12. Zuppa di Gorgonzola

Ingredienti:

300g di Gorgonzola

1 tazza di broccoli, tagliati finemente

1 cucchiaio di olio d'oliva

½ tazza di latte scremato

½ tazza di brodo di verdure

1 cucchiaio di prezzemolo, tagliato finemente

½ cucchiaino di sale

¼ cucchiaino di pepe nero, tritato

Preparazione:

Pre-riscaldare l'olio in una pentola profonda a temperatura media. Aggiungere i broccoli e il prezzemolo e spruzzare del sale e pepe. Aggiungere 2 cucchiai di acqua per evitare che il composto si attacchi alla pentola. Cuocere per 5 minuti, girare costantemente.

Ora, aggiungere il formaggio, il brodo di verdure e il latte. Aggiungere dell'acqua per aggiustare la consistenza del composto. Mescolare e portare a bollore. Ridurre il calore e coprire con un coperchio. Cuocere per 30 minuti e rimuovere dai fornelli.

Informazioni nutrizionali per porzione: Kcal: 397, Proteine: 23.7g, Carboidrati: 10.3g, Grassi: 31.6g

13. Purea di piselli

Ingredienti:

240g di piselli

1 tazza di yogurt greco

½ cucchiaino di sale

2 cucchiai di olio d'oliva

¼ cucchiaino di pepe nero, tritato

Preparazione:

Pulire i fagioli e posizionarli in una pentola a vapore. Cuocere per 5 minuti, o finchè diventano al dente.

Rimuovere dal calore e sciacquare con acqua fredda. Posizionare in un mixer e aggiungere yogurt greco, olio, e sale. Mischiare bene e trasferire in una ciotola. Condire con del pepe e servire.

Informazioni nutrizionali per porzione: Kcal: 113, Proteine: 5.7g, Carboidrati: 6.0g, Grassi: 8.0g

14. Insalata di frutta e semi di Chia

Ingredienti:

2 prugne medie, a fette

2 fichi medi, a fette

½ mela Alkmene, tagliata in bocconcini

1 cucchiaio di semi di chia

2 cucchiai di marmellata di fichi

Preparazione:

Posizionare i pezzi di mela, le prugne e i fichi in una pentola di acqua bollente. Cuocere per 2 minuti e rimuovere dal calore. Strizzare bene e mettere da parte per far raffreddare.

Trasferire le mele e le prugne in un mixer, e posizionare i fichi in una ciotola media. Mischiare per 30 seconds e trasferire nella ciotola con i fichi.

Unire la marmellata di fichi e combinare il tutto. Guarnire con i semi di chia. Servire freddo.

Informazioni nutrizionali per porzione: Kcal: 178, Proteine: 2.3g, Carboidrati: 34.6g, Grassi: 2.5g

15. Purea di Avocado

Ingredienti:

2 avocado maturi, snocciolato e a dadini

3 lime organici, ridotti in succo

2 cucchiai di olio extra vergine d'oliva

1 spicchio d'aglio, schiacciato

2 cucchiai di coriandolo fresco, tritato

½ cucchiaino di sale

¼ cucchiaino di pepe nero, tritato

Preparazione:

Unire tutti gli ingredienti in un mixer. Coprire e creare una purea finchè diventa morbida. Refrigerare o servire subito.

Informazioni nutrizionali per porzione: Kcal: 355, Proteine: 2.6g, Carboidrati: 12.0g, Grassi: 35.5g

16. Frullato di mele e fichi

Ingredienti:

1 piccola mela verde, a fette

4 fichi freschi, a metà

1 piccolo kiwi, sbucciato e a fette

¼ tazza di spianci, tagliati finemente

¼ tazza di lime

1 cucchiaino di miele

½ tazza di latte di riso

½ tazza di acqua

Preparazione:

Unire tutti gli ingredienti in un mixer e mischiare finchè omogeneo. Trasferire in bicchieri da portata e refrigerare prima di servire.

Informazioni nutrizionali per porzione: Kcal: 150, Proteine: 1.8g, Carboidrati: 37.7g, Grassi: 0.9g

17. Zuppa di Broccoli

Ingredienti:

60g di broccoli freschi, tagliati

60g di cavolini di Bruxelles, tagliati

¼ tazza di prezzemolo, tagliato finemente

1 cucchiaino di timo, tritato

1 cucchiao di succo di limone

¼ cucchiaino di sale marino

Preparazione:

Posizionare i broccoli in una pentola profonda e aggiungere abbastanza acqua da coprire il tutto. Far bollire e cuocere finchè diventano teneri. Rimuovere dal calore e scolare.

Trasferire in un mixer. Aggiungere il prezzemolo, il timo, e circa 1 tazza di acqua. Mischiare finchè il miscuglio è omogeneo e morbido. Re-inserire in una pentola e aggiungere altra acqua. Far bollire e cuocere per alcuni minuti, a fuoco lento. Condire con sale e aggiungere del succo di limone. Servire caldo.

Informazioni nutrizionali per porzione: Kcal: 146, Proteine: 4.2g, Carboidrati: 10.8g, Grassi: 0.7g

18. Risotto di Riso integrale e funghi

Ingredienti:

1 tazza di riso integrale

1 tazza di funghi button, a fette

½ cipolla media, tagliata finemente

3 cipollotti, a fette

3 cucchiai di olio extra vergine d'oliva

½ cucchiaino di sale

1 cucchiaino di maggiorana, schiacciata

Preparazione:

Posizionare il riso in una pentola. Aggiungere 2 tazze di acqua e far bollire. Ridurre la fiamma e cuocere finchè l'acqua evapora. Girare occasionalmente. Mettere da parte.

Scaldare un cucchiaio di olio d'oliva a fuoco medio-alto. Aggiungere la cipolla tagliata e soffriggere per 3-4 minuti, mescolando costantemente. Ora aggiungere i funghi e continuare a cuocere finchè l'acqua evapora.

Aggiungere il rimanente olio d'oliva, il riso, i cipollotti, il sale, e la maggiorana. Aggiungere una tazza di acqua e continuare a cuocere per altri 10 minuti.

Servire caldo.

Informazioni nutrizionali per porzione: Kcal: 550, Proteine: 9.0g, Carboidrati: 77.9g, Grassi: 23.7g

19. Pudding al cioccolato

Ingredienti:

2 tazze di latte di mandorla

1 cucchiai di noci, tagliate finemente

1 cucchiaio di noci, tagliate finemente

2 cucchiaini di cacao in polvere

1 cucchiaino di cannella, tritato

½ cucchiaio di estratto di vaniglia

1 cucchiaino di miele

Preparazione:

In una padella media, portare a bollore 2 tazze di di latte di mandorle. Aggiungere noci, cacao, miele, estratto di vaniglia, e girare bene. Cuocere per circa 10 minutes, o finchè diventa cremoso. Aggiungere della cannella e rimuovere dai fornelli. Far raffreddare in frigo prima di servire.

Informazioni nutrizionali per porzione: Kcal: 412, Proteine: 4.8g, Carboidrati: 12.8g, Grassi: 40.8g

20. Stufato di melanzane

Ingredienti:

4 melanzane medie, a fette

3 grandi pomodori, tagliati finemente

2 peperoni rossi, tagliati finemente

¼ tazza di salsa di pomodoro

¼ tazza di prezzemolo, tagliato finemente

2 cucchiai di capperi, strizzati

¼ tazza di olio d'oliva

1 cucchiaino di sale marino

Preparazione:

Posizionare le melanzare tagliate in una pentola con acqua bollente e cuocere finchè sono al dente. Rimuovere dal calore e strizzare. Mettere da parte per far raffredare. Trasferire le melanzane in un mixer e mescolare fino a creare una purea. Mettere da parte.

Oliare il fondo della pentola con dell'olio. Aggiungere dei pomodori, i peperoni, i capperi, e la salsa di pomodoro. Versare la purea di melanzane e aggiungere dell'acqua per coprire tutti gli ingredienti. Far bollire e abbassare la fiamma al minimo. Coprire con un coperchio e aggiungere dell'altra acqua se necessario. Spruzzare del sale e pepe e cuocere per 1 ora. Rimuovere dai fornelli e servire con dello yogurt o della panna acida. Tuttavia, questo è opzionale

Informazioni nutrizionali per porzione: Kcal: 122, Proteine: 3.2g, Carboidrati: 18.2g, Grassi: 5.7g

21. Pudding di riso integrale con lamponi e semi di Chia

Ingredienti:

¾ tazza di riso integrale

1 tazza di latte di riso

¼ tazza di miele

1 cucchiao di burro di mandorle

¼ cucchiaino di sale

½ tazza di lamponi

¼ tazza di noci

2 cucchiai di semi di chia

Preparazione:

Far bollire due tazze di acqua. Aggiungere il riso e abbassare la fiamma. Coprire e cuocere per circa 15 minuti.

Ora aggiungere una tazza di latte di riso, il miele, il burro di mandorle, e il sale. Continuare a cuocere peraltri 5 minuti. RImuovere dal calore e far raffreddare per un pò. Guarnire con dei lamponi, noci e semi di chia. Servire.

Informazioni nutrizionali per porzione: Kcal: 232, Proteine: 7.7g, Carboidrati: 76.2g, Grassi: 11.6g

22. Insalata fredda di piselli e aglio

Ingredienti:

450g di piselli

¼ tazza di olio extra vergine d'oliva

1 cucchiaio di mostarda Dijon

2 spicchi d'aglio, schiacciati

1 cucchiaio di succo di lime

Preparazione:

Bollire una pentola di acqua e aggiungere un cucchiaino di sale e i piselli. Cuocere finchè non si inteneriscono. Questo dovrebbe impiegare circa 10-15 minuti. Strizzare e scolare all'acqua.

Intanto, unire l'aglio schiacciato con olio extra vergine d'oliva, la mostarda Dijon, e il succo di lime. Cospargere sui piselli e servire.

Informazioni nutrizionali per porzione: Kcal: 197, Proteine: 3.1g, Carboidrati: 11.7g, Grassi: 17.2g

23. Palline di cioccolato

Ingredienti:

½ tazza di burro di mandorle

1 tazza di cocco, stracciato

2 cucchiai di semi di chia

½ tazza di cacao in polvere

½ tazza di cioccolato fondente

¼ tazza di latte di mandorle

Preparazione:

Unire tutti gli ingredienti in una ciotola e mischiare bene per combinare il tutto. Creare delle polpette usando le mani e raffreddare in frigo per circa 30 minuti.

Informazioni nutrizionali per porzione: Kcal: 259, Proteine: 14.5g, Carboidrati: 65.9g, Grassi: 38.6g

24.　Funghi con purea di cavolfiori

Ingredienti:

1 tazza di funghi button tagliati

3 cucchiai di semi di lino

¾ tazza di semi di chia

¾ tazza di riso integrale

¾ tazza di pane di grano saraceno grattugiato

1 cucchiaino di dragoncello

1 cucchiaino di prezzemolo, tagliato

1 cucchiaino di aglio in polvere

1 tazza di spinaci, tagliati

Preparazione:

Versare 1 tazza di acqua in una piccola padella. Far bollire e cuocere il riso finchè diventa appiccicoso. Questo dovrebbe impiegare circa 10 minuti.

Allo stesso tempo, cuocere i semi di chia finchè sono al dente, in una pentola a parte. Tagliare finemente i funghi. Strizzare per bene gli spinaci. Mischiare tutti gli

Ingredienti insieme in una grande ciotola. Inserire la ciotola in frigo e far riposare per 15 - 30 minuti.

Tirare l'impasto fuori dal frigo e formare delle palline. Assicurarsi che il piano di cottura sia pulito e oliato prima di stendervi le pallina, per evitare che si attacchino. Friggere a temperatura media circa 5 minuti per lato.

Informazioni nutrizionali per porzione: Kcal: 490, Proteine: 14.6g, Carboidrati: 89.3g, Grassi: 7.5g

25. Frullato di verdure a foglia

Ingredienti:

¼ tazza di mandorle tostate, tagliate finemente

¼ tazza di spinaci baby, tagliati finemente

¼ tazza di rucola, tagliata

1 cucchiao di burro di mandorle

½ cucchiaino di curcuma

1 tazza di latte di riso

Una manciata di cubetti di ghiaccio

Preparazione:

Gettare tutti gli Ingredienti in un frullatore. Frullare e trasferire in bicchieri da portata. Servire subito.

Informazioni nutrizionali per porzione: Kcal: 181, Proteine: 4.6g, Carboidrati: 17.1g, Grassi: 11.5g

26. Insalata di lenticchie colorate

Ingredienti:

1 tazza di lenticchie, pre-cotte

1 cipollotto medio, tagliato

¼ tazza di prezzemolo, tagliato

½ cucchiaino di sale

¼ cucchiaino di pepe nero, tritato

2 cucchiai di olio d'oliva

1 cucchiaio di semi di sesame

Preparazione:

Posizionare le lenticchie in una pentola profonda con 3 tazze di acqua. Far bollire e abbassare la fiamma. Coprire con un coperchio e cuocere per altri 15 minuti.

Rmuovere dai fornelli e trasferire in una ciottola.

Ora aggiungere tutti gli altri Ingredienti, condire con sale, pepe, olio d'oliva, e spruzzare con dei semi di sesamo. Agitare bene e combinare.

Informazioni nutrizionali per porzione: Kcal: 981, Proteine: 51.9g, Carboidrati: 119.8g, Grassi: 34.7g

27.   Zuppa di Zucca

Ingredienti:

900g di zucca, pre-cotta

1 grande cipolla, sbucciata e tagliata finemente

3 tazze di brodo di verdure

1 cucchiaio di curcuma, tritata

½ tazza di panna acida

½ cucchiaino di sale

2 cucchiaio di prezzemolo

3 cucchiaio di olio d'oliva

Preparazione:

Posizionare i pezzi di zucca in una pentola con acqua bollente. Cuocere finchè sono al dente e rimuovere dal calore. Mettere da parte e far raffreddare. Trasferire in un mixer. Frullare finchè tutto è ben combinato.

Ora, unire la cipolla, la purea di zucca, la curcuma, il sale, e l'olio d'oliva in una pentola profonda. Aggiungere il brodo di verdure e girare bene. Coprire con un coperchio e cuocere per 1 ora a temperatura bassa. Aggiungere più acqua e aggiustare lo spessore se necessario. Rimuovere dal calore e aggiungere la panna acida. Guarnire con del prezzemolo e servire.

Informazioni nutrizionali per porzione: Kcal: 244, Proteine: 3.8g, Carboidrati: 12.5g, Grassi: 9.2g

28.   Purea di miele e mele al forno

Ingredienti:

2 mele medie, sbucciate e tagliate

1 cucchiao di fresh lime juice

2 cucchiao di honey

½ cucchiaino di cannella, tritato

Preparazione:

Pre-riscaldare il forno a 180°C.

Lavare e sbucciare le mele. Unire il succo di limone con la cannella tritata e mischiare bene. Cospargere questo miscuglio sulle mele usando un pennello da cucina.

Posizionare le mele in piedi su un piatto. Infornare per circa 1 ora, finchè le mele sono pronte. Rimuovere dal forno e far raffreddare per un pò. Trasferire dal forno e far raffreddare per un pò. Trasferire in un mixer e mischiare finchè non si crea una purea. Trasferire in un piatto da portata e guarnire con del miele.

Informazioni nutrizionali per porzione: Kcal: 181, Proteine: 0.7g, Carboidrati: 48.6g, Grassi: 0.4g

29. Maffin di grano saraceno al cioccolato

Ingredienti:

2 tazze di farina di grano saraceno

3 cucchiaio di burro di mandorle

1 tazza di latte di mandorle

4 cucchiaio di miele

1 cucchiaino di lievito in polvere

½ cucchiaino di sale

2 cucchiaio di cacao in polvere

1 cucchiaino di estratto di vaniglia

1 cucchiaino di scorza di limone

Preparazione:

Pre-riscaldare il forno a 160°C.

Allineare una formina per 6 muffin con della carta forno.

Unire tutti gli Ingredienti secchi in una grande ciotola. Mischiare gentilmente con il latte di mandorle, il burro di mandorle e sbattere bene a velocità alta. Aggiungere l'acqua, la scorza di limone, e abbassare la velocità al minimo. Continuare a sbattere finchè tutto è ben incorporato.

Usando un cucchiaio, dividere equamente l'impasto tra le formine per muffin. Infornare per 20-30 minuti, o finchè inserendo uno stecchino nei muffin non rimane attaccato l'impasto ad esso. Rimuovere dal forno e far raffreddare per un pò. Servire con del tè caldo, miele, o latte.

Informazioni nutrizionali per porzione: Kcal: 195, Proteine: 4.8g, Carboidrati: 27.0g, Grassi: 9.3g

30. Frullato con bacche di Goji

Ingredienti:

1 tazza di spinaci baby, tagliati finemente

½ avocado medio, a fette

2 tazze di acqua

1 tazza di bacche di goji

1 cucchiaio di miele

1 cucchiaio di burro di mandorle

Preparazione:

Mischiare gli Ingredienti in un frullatore e mischiare per circa 30 secondi. Trasferire su piatti da portata e refrigerare per circa 1 ora prima di servire.

Informazioni nutrizionali per porzione: Kcal: 193, Proteine: 2.5g, Carboidrati: 28.9g, Grassi: 8.6g

31.   Stufato di lenticchie

Ingredienti:

300g di lenticchie

3 cucchiai di olio d'oliva

1 carota media, sbucciata e a fette

1 foglia di alloro

¼ tazza di prezzemolo, tagliato finemente

½ cucchiaio di curcuma, tritata

½ cucchiaino di sale

Preparazione:

Pre-riscaldare l'olio in una padella a fuoco medio-alto. Aggiungere la carota e il prezzemolo. Mischiare bene e soffriggere per circa 5 minuti.

Ora aggiungiamo le lenticchie, la foglia d'alloro, il sale e la curcuma. Aggiungere 4 tazze di acqua e portare a bollire. Ridurer il calore, coprire e cuocere finchè le lenticchie sono al dente. Questo dovrebbe impiegare circa 1 ora a fuoco medio. Girare occasionalmente.

Cospargere del prezzemolo prima di servire.

Informazioni nutrizionali per porzione: Kcal: 702, Proteine: 37.2g, Carboidrati: 89.7g, Grassi: 22.7g

32.   Insalata di Spinaci baby con succo di mela

Ingredienti:

180g di spinaci baby

½ tazza di cipollotti, tagliati

3 cucchiai di aceto di mele

¼ tazza di succo di mela

2 cucchiai di olio extra vergine d'oliva

1 cucchiaio di mostarda Dijon

½ cucchiaino di sale

Preparazione:

Unire il succo di mela con l'aceto, l'olio d'oliva, la mostarda, e il sale. Mischiare bene e mettere da parte.

In una grande ciotola, unire gli spinaci baby con il cipollotto tagliato. Aggiungere il condimento di mela e mischiare bene.

Servire.

Informazioni nutrizionali per porzione: Kcal: 172, Proteine: 3.3g, Carboidrati: 9.1g, Grassi: 14.7g

33. Frullato disintossicante

Ingredienti:

1 tazza di acqua di cocco

¼ tazza di spinaci baby, tagliati finemente

¼ tazza di tè verde

¼ tazza di cetrioli, sbucciati e tagliati

¼ tazza di avocado, tagliato

1 cucchiaino di estratto di vaniglia

2 cucchiaini di miele

Preparazione:

Unire gli Ingredienti in un frullatore. Mischiare per 40 secondi, o finchè il tutto si ammorbidisce. Servire subito.

Informazioni nutrizionali per porzione: Kcal: 418, Proteine: 3.8g, Carboidrati: 28.6g, Grassi: 33.9g

34.   Brasato di verdure con menta fresca

Ingredienti:

½ tazza di riso integrale

90g di cicoria fresca

90g di asparagi selvatici, tagliati finemente

60g di rucola fresca

90g di bietola svizzera, a pezzi

¼ tazza di menta fresca, tagliata

3 spicchi d'aglio, schiacciati

¼ cucchiaino di pepe nero, tritato

1 cucchiaino di sale

¼ tazza di succo di limone

3 cucchiai di olio d'oliva

Preparazione:

Posizionare il riso in una pentola. Aggiungere 1 ½ tazza di acqua e far bollire. Cuocere per circa 10-12 minuti, o finchè il liquido evapora. Girare di tanto in tanto. Rimuovere dal calore e mettere da parte.

Riempire una pentola grande con sale e acqua e aggiungere le verdure. Far bollire e poi cuocere per 2-3 minuti. Rimuovere dal calore e scolare.

In una padella media, scaldare 3 cucchiai di olio d'oliva. Aggiungere l'aglio schiacciato e soffriggere per 2-3 minuti. Ora aggiungere le verdure, il sale, il pepe, e circa metà del succo di limone. Soffriggere le verdure per altri 5 minuti. Aggiungere il riso e mischiare bene di nuovo.

Rimuovere dal calore. Condire con altro succo di limone e servire.

Informazioni nutrizionali per porzione: Kcal: 269, Proteine: 5.0g, Carboidrati: 30.1g, Grassi: 15.4g

35.   Hummus

Ingredienti:

420g di ceci, pre-cotti

2 cucchiai di succo di limone

2 cucchiai di olio d'oliva

2 spicchi d'aglio, schiacciato

1 cucchiao di prezzemolo, tagliato finemente

3 cucchiai di tahina

Preparazione:

Posizionare i ceci in una pentola con acqua bollente e cuocere finchè sono al dente. Rimuovere dalla fiamma e scolare. Far raffreddare.

Unire gli Ingredienti in un mixer e mischiare finchè non si crea una purea. Servire subito o tenere in frigo in una brocca.

Informazioni nutrizionali per porzione: Kcal: 328, Proteine: 14.2g, Carboidrati: 42.2g, Grassi: 12.8g

36.   Yogurt di riso con prugne e semi di Chia

Ingredienti:

2 cucchiai di semi di chia

½ tazza di latte di mandorle

½ tazza di yogurt greco

60g di quinoa bianca

½ tazza di acqua

2 prugne medie, senza nocciolo e a fette

1 cucchiaio di miele

Preparazione:

Unire l'acqua e il latte di mandorle in una padella media. Far bollire e aggiungere la quinoa. Abbassare la fiamma e cuocere per circa 20 minuti, o finchè il liquido evapora.

Trasferire la quinoa cotta in una ciotola. Aggiungere lo yogurt di riso, il miele, e i semi di chia.

Guarnire con le prugne e servire.

Informazioni nutrizionali per porzione: Kcal: 223, Proteine: 6.6g, Carboidrati: 26.5g, Grassi: 11.4g

37.   Purea di piselli

Ingredienti:

1 tazza di piselli, pre-cotti

1 cucchiaio di olio d'oliva

1 piccola cipolla, tagliata finemente

1 tazza di latte scremato

2 cucchiai di tahina

½ tazza di spinaci, tagliati

1 spicchio d'aglio, schiacciato

½ cucchiaino di sale

Preparazione:

Posizionare i piselli in una pentola con acqua bollente. Spruzzare con del sale e cuocere per 30 minuti, o finchè sono al dente. Rimuovere dalla fiamma e mettere da parte e far raffreddare.

Unire gli Ingredienti in un mixer e mischiare bene per combinare. Trasferire in un piatto con un coperchio o in una brocca. Tenere in frigo per 2-3 giorni e servire.

Informazioni nutrizionali per porzione: Kcal: 135, Proteine: 5.6g, Carboidrati: 11.9g, Grassi: 7.7g

38.   Casseruola di Broccoli e riso

Ingredienti:

2 tazze di broccoli, tagliati

210g di cavolini di Bruxelles, a metà

1 tazza di quinoa, scolata

4 tazze di brodo di verdure

2 piccole cipolle, tagliate finemente

1 tazza di crema di cavolo

2 cucchiaini di timo essiccato, schiacciato

4 cucchiai di olio extra-vergine d'oliva

¼ cucchiaino di sale

¼ cucchiaino di pepe nero, tritato

Preparazione:

Pre-riscaldare il forno a 200°C.

Unire la quinoa, il brodo di verdure, e il timo in una grande padella. Aggiungere del sale e pepe e portare a bollore. Ridurre la fiamma e cuocere finchè i liquidi non sono stati assorbiti, per circa 12-15 minuti. Rimuovere dal fornello e mettere da parte.

Pre-riscaldare l'olio in una padella anti-aderente a fuoco medio-alto. Aggiungere le cipolle e soffriggere per circa 2-3 minuti, o finchè diventano traslucidi. Ora, aggiungere i broccoli tagliati e i cavolini di Bruxelles. Continuare a cuocere per altri 10 minuti, o finchè le verdure sono tenere all'interno e croccanti all'esterno.

Unire il miscuglio di broccoli con la quinoa. Aggiungere la crema di cavolo e combinare bene il tutto. Posizionare in un piatto leggermente oliato. Infornare per circa 20 minuti, o finchè la cima è leggermente bruciacchiata e croccante.

Per la crema di cavolo, tenere in ammollo il cavolo nell' acqua per circa 1 ora. Strizzare e trasferire in un mixer. Aggiungere il succo di limone e 1 cucchiaino di sale kosher. Mischiare finchè il tutto diventa omogeneo.

Informazioni nutrizionali per porzione: Kcal: 282, Proteine: 9.8g, Carboidrati: 25.3g, Grassi: 17.1g

39.   Zuppa di Funghi Button

Ingredienti:

450g di funghi button, tagliati finemente a fette

2 spicchi d'aglio, schiacciato

1 cipolla media, tagliata finemente

5 tazzae di brodo di verdure

4 cucchiai di olio extra vergine d'oliva

½ cucchiaino di sale marino

1 cucchiaio di prezzemolo fresco, tagliato finemente

¼ tazza di timo, tagliato finemente

Preparazione:

Pre-riscaldare l'olio in una grande padella a temperatura medio-alta. Aggiungere la cipolla e l'aglio, e soffriggere per 2-3 minuti, o finchè sono traslucidi.

Ora, aggiungere i funghi, il timo, il sale, e il brodo di verdure. Far bollire e poi abbassare la fiamma. Coprire con un coperchio e cuocere per circa 7-10 minuti, o finchè i funghi sono al dente. Rimuovere dalla fiamma e servire subito.

Spruzzarvi del prezzemolo prima di servire.

Informazioni nutrizionali per porzione: Kcal: 143, Proteine: 6.9g, Carboidrati: 6.6g, Grassi: 10.9g

40.   Crema di mandorle con fragole

Ingredienti:

1 tazza di yogurt di mandorle

1 tazza di fragole, tagliate

½ tazza di mandorle, tritate

1 cucchiao di miele

1 cucchiaino di cacao

Preparazione:

Unire lo yogurt di mandorle e le fragole in una ciotola media. Usando un mixer a mano, frullare il tutto a velocità bassa per 1 minunto. Aggiungere le mandorle con un cucchiaio e trasferire in una ciotola. Guarnire con il miele e il cacao e servire subito.

Informazioni nutrizionali per porzione: Kcal: 470, Proteine: 8.4g, Carboidrati: 26.4g, Grassi: 40.8g

41. Zuppa di lenticchie rosse

Ingredienti:

1 tazza di lenticchie rosse

1 cipolla media, tagliata finemente

2 carote grandi, tagliate

½ tazza di panna acida

1 cucchiaio di farina 00

½ cucchiaino di pepe nero, tritato

½ cucchiaino di cumino, tritato

½ cucchiaino di sale

2 cucchiai di olio d'oliva

Preparazione:

Posizionare le carote e la panna acida in un mixer e mischiare finchè diventa un composto omogeneo. Mettere da parte.

Pre-riscaldare l'olio in una pentola a temperatura medio-alta. Aggiungere la cipolla e soffriggere per 5 minuti, o finchè è traslucida. Aggiungere la farina e cuocere per altri 10 minuti, girando costantemente.

Aggiungere la purea di carote, le lenticchie rosse, e spruzzare con il pepe, il cumino, e il sale. Versare circa 4 tazze di acqua e girare bene. Far bollire e ridurre il calore. Coprire con un coperchio e cuocere per 1 ora. Aggiungere altra acqua per aggiustare lo spessore dalla salsa se necessario.

Rimuovere dai fornelli e servire caldo.

Informazioni nutrizionali per porzione: Kcal: 201, Proteine: 18.9g, Carboidrati: 50.6g, Grassi: 18.2g

42. Patate dolci con cavolo rosso e crema di carote

Ingredienti:

1 patate dolci medie, sbucciate e tagliate

2 tazze di cavolo rosso

2 grandi cipollotti, a fette

2 carote medie, a fette

¼ tazza di olio extra vergine d'oliva

2 cucchiai di succo di limone

½ cucchiaino di sale marino

½ cucchiaino di pepe nero, tritato

Preparazione:

Posizionare le patate in una pentola con acqua bollente. Cuocere finchè sono al dente e rimuovere dalla fiamma. Tagliare le patate in bocconcini e trasferire in una grande ciotola. Mettere da parte.

Unire l'olio d'oliva, il succo di limone, il sale, e il pepe. Mischiare bene e mettere da parte.

Inserire il cavolo e le carote in un frullatore. Frullare brevemente ottenendo dei pezzetti. Trasferire il composto in una ciotola con patate e girare bene per incorporare. Spruzzare con del condimento e mischiare bene.

Servire subito.

Informazioni nutrizionali per porzione: Kcal: 215, Proteine: 2.1g, Carboidrati: 16.2g, Grassi: 17.0g

43.   Frullato di verdure alla menta

Ingredienti:

2 tazze di spinaci baby, tagliati

1 tazza di latte di mandorle

½ tazza di avocado, sbucciato e tagliato

½ tazza di foglie di menta

½ tazza di acqua

1 cucchiaio di miele

¼ tazza di latte di cocco

Preparazione:

Unire tutti gli ingredienti in un mixer frullare finchè diventa un composto omogeneo. Servire subito.

Informazioni nutrizionali per porzione: Kcal: 312, Proteine: 3.8g, Carboidrati: 15.4g, Grassi: 28.8g

44. Insalata di fagioli rossi

Ingredienti:

270g di fagioli rossi, pre-cotti

1 cetriolo medio, a fette

½ tazza di cipollotti, tagliato

1 tazza di radicchio, a fette

1 cucchiaio di sedano, tagliato

Per la salsa marinata:

¼ tazza di olio d'oliva

3 cucchiai di aceto di mele

1 cucchiaino di timo fresco, tagliato finemente

½ cucchiaino di sale

¼ cucchiaino di pepe nero, tritato

Preparazione:

Posizionare i fagioli in una pentola di acqua calda e cuocere finchè sono teneri. Rimuovere dai fornelli e scolare. Mettere da parte e far raffreddare.

Unire tutti gli ingredienti della marinata in una ciotola. Mischiare bene e far riposare per 15 minuti in frigo e combinare tutti i sapori.

Intanto, unire i fagioli con le verdure in una ciotola. Cospargere della sala marinata e servire.

Informazioni nutrizionali per porzione: Kcal: 347, Proteine: 15.3g, Carboidrati: 44.1g, Grassi: 13.4g

45.   Frullato di kiwi

Ingredienti:

1 tazza di latte di cocco

3 kiwi medi, sbucciati e a fette

1 banana media

1 cucchiaino di zenzero, grattugiato

2 cucchiai di semi di chia

Preparazione:

Posizionare gli Ingredienti in un mixer e mischiare il tutto. Trasferire in bicchieri da portata e servire subito.

Informazioni nutrizionali per porzione: Kcal: 221, Proteine: 7.4g, Carboidrati: 37.3g, Grassi: 27.3g

46.   Peperoncinon bianco

Ingredienti:

2 tazze di fagioli bianchi, pre-cotti

2 cucchiai di farina 00

2 cucchiai di olio d'oliva

1 piccola cipolla, tagliata

1 cucchiao di prezzemolo, tagliato finemente

1 cucchiaino di peperoncino piccante, tritato

¼ cucchiaino di sale

Preparazione:

Posizionare i fagioli in una pentola. Aggiungere dell'acqua e coprire cuocendo per 2-3 minuti. Rimuovere dai fornelli, risciacquare e strizzare. Lavare la pentola e versarvi dell'acqua. Aggiungere i fagioli e cuocere in acqua bollente per circa 45 minutes, or finchè i fagioli sono al dente. Strizzare e mettere da parte.

Scaldare l'olio d'oliva in una grande padella a temperatura media. Aggiungere le cipolle tagliate e soffriggere finchè traslucide. Aggiungere la farina e cuocere per 1 minuto.

Ora, aggiungere i fagioli, il prezzemolo, il peperonino piccante, e il sale. Aggiungere ababstanza acqua per coprire tutti gli ingredienti e abbassare la fiamma. Cuocere per circa 1 ora.

Puoi ridurre il tempo di cottura con una pentola a pressione. Alzare il fuoco e chiudere con il coperchio e cuocere per 20 minutes.

Informazioni nutrizionali per porzione: Kcal: 558, Proteine: 32.3g, Carboidrati: 87.6g, Grassi: 10.6g

47. Purea di cavolfiore

Ingredienti:

240g di cavolfiori tagliati

1 tazza di spinaci, tagliati

½ cucchiaino di sale marino

¼ cucchiaino di pepe nero, tritato

1 cucchiaino di menta, tritata

¼ cucchiaino di fiocchi di peperone rosso

Acqua

Preparazione:

Lavare e tagliare grossolanamente il cavolfiore. Cuocere per circa 15-20 minutes in acqua salata. Bene, ora strizzare bene il tutto e schiacciare con una forchetta. Aggiungere la menta e dell'altro sale. Se il composto è troppo spesso potete aggiungere dell'altra acqua. Cospargere dei fiocchi di peperone rosso e servire.

Informazioni nutrizionali per porzione: Kcal: 232, Proteine: 4.6g, Carboidrati: 12.5g, Grassi: 0.3g

48. Noodles di riso e pasta con cavolo dolce

Ingredienti:

420g di noodles di riso

2 cucchiaio di olio d'oliva

2 cucchiaino di curcuma, tritata

2 tazze di latte di cocco

½ tazza di panna acida di cavolo

2 cucchiai di burro di mandorle

¼ tazza di succo di lime

¼ tazza di cavolo tostato

1 cucchiaino di miele

1 cipolla media, tagliata finemente

1 cucchiaio di zenzero, grattuggiato

¼ cucchiaino di sale

Preparazione:

Immergere i noodles in acqua per 5 minuti. Strizzare e mettere da parte.

Pre-riscaldare l'olio in una grande padella a temperatura medio-alta. Aggiungere la curcuma e cuocere brevemente per un minuto. Ora, aggiungere il latte di cocco e far bollire. Ridurre la fiamma e aggiungere il burro di mandorle, la crema di cavolo, il succo di lime, il cavolo, la cipolla e lo zenzero fresco. Continuare a cuocere per 5 minuti.

Aggiungere i noodles e il miele. Cospargere del sale e mischiare bene. Coprire e far riscaldare. Servire.

Informazioni nutrizionali per porzione: Kcal: 446, Proteine: 6.6g, Carboidrati: 32.1g, Grassi: 35.0g

49.   Zuppa di Leblebi

Ingredienti:

210g di ceci, lasciati a mollo per la notte

1 grande pomodoro, sbucciato e tagliato finemente

1 pomodoro medio, tagliato finemente

1 cucchiaio di cumino, tritato

2 tazze di brodo di verdure

2 cucchiai di olio d'oliva

2 cucchiai di burro

1 cucchiao di pepe Cayenne

1 cucchiaino di sale

2 cucchiai di prezzemolo, tagliato finemente

Preparazione:

Oliare il fondo di una grande pentola con dell'olio d'oliva e inserirvi i pomodori tagliati in modo grossolano. Soffriggere per 3 minuti a temperatura medio alta. Ora, aggiungere il cumino, i ceci, e il brodo di verdure. Far bollire, e abbassare la fiamma. Coprire con un coperchio e cuocere per 3 ore. Rimuovere dai fornelli e mettere da parte per far raffreddare.

Trasferire il miscuglio in un mixer. Aggiungere il burro e il pepe Cayenne. Mischiare finchè tutto è ben incorporato. Riportare il miscuglio nella pentola e aggiungere dell'acqua per aggiustare lo spessore, se necessario. Scaldare la zuppa e condire con sale e prezzemolo tagliato prima di servire.

Informazioni nutrizionali per porzione: Kcal: 340, Proteine: 13.2g, Carboidrati: 36.3g, Grassi: 17.1g

50. Tortilla piccante messicana

Ingredienti:

3 grandi foglie di lattuga

½ tazza di fagioli rossi

½ tazza di piselli, tagliati

½ tazza di rucola, tagliata

½ piccola cipolla rossa, tagliata finemente

¼ cucchiaino di sale dell'Himalayan

1 cucchiaino di aceto di mele

Preparazione:

Unire i fagioli e i piselli in una pentola con acqua bollente. Cuocere finchè il tutto è al dente e rimuovere poi dalla fiamma. Strizzare e mettere da parte.

In una gande ciotola, unire i fagioli rossi, i piselli, la cipolla, e la rugola. Condire con l'aceto di mele e il sale.

Posizionare 2 cucchiai di questo miscuglio su ogni foglia di lattuga. Chiudere la tortilla con uno stecchino. Spruzzare con il succo di limone e servire.

Informazioni nutrizionali per porzione: Kcal: 345, Proteine: 22.4g, Carboidrati: 64.0g, Grassi: 1.2g

51. Pasta all'italiana

Ingredienti:

450g di pasta, pre-cotta

3 grandi pomodori, tagliati

1 cucchiaio di burro

2 spicchi d'aglio, schiacciati

½ cucchiaino di origano

¼ cucchiaino di sale

3 cucchiai di olio extra vergine d'oliva

Preparazione:

Usare le istruzioni sulla confezione per cuocere la pasta. Scolare. Mettere da parte.

Sbucciare e tagliare grossolanamente i pomodori. Assicurarsi di trattenere il succo.

Sciogliere il burro in una grende padella a temperatura medio-alta. Aggiungere l'aglio e soffriggere per alcuni minuti finchè diventa traslucido.

Ora, aggiungere i pomodori, l'origano, e il sale. Ridurre la fiamma e cuocere per far intenerire i pomodori.

Aggiungere dell'olio d'oliva e cuocere per altri 10 minuti, girando costantemente. Spegnere il fornello, aggiungere la pasta e coprire. Far riposare per 10 minuti prima di servire.

Servire con parmigiano grattugiato, o qualsiasi cosa tu voglia.

Informazioni nutrizionali per porzione: Kcal: 469, Proteine: 14.2g, Carboidrati: 68.0g, Grassi: 16.3g

52. Frullato di pera e miele

Ingredienti:

1 pera media, tagliata

½ tazza di uva

1 tazza di yogurt greco

½ cucchiaino di cannella, tritato

3 cucchiai di miele

Preparazione:

Unire tutti gli ingredienti in un mixer e mischiare finchè è tutto morbido. Trasferire il miscuglio in bicchieri da portata e guarnire con miele. Servire subito.

Informazioni nutrizionali per porzione: Kcal: 221, Proteine: 9.6g, Carboidrati: 44.6g, Grassi: 2.0g

ALTRI TITOLI DA QUEST'AUTORE

70 ricette efficaci per prevenire e risolvere il problema di essere in sovrappeso: bruciare i grassi usando una dieta corretta e un'alimentazione intelligente.

Di

Joe Correa CSN

48 ricette che risolvono il problema dell'acne: Il percorso rapido e naturale per aggiustare i tuoi problemi con l'acne in meno di 10 giorni!

Di

Joe Correa CSN

41 ricette che prevengono l'Alzheimer: Riduci o elimina il tuo Alzheimer in 30 giorni o meno!

Di

Joe Correa CSN

70 ricette per il cancro al seno: Previeni e combatti il cancro con un'alimentazione intelligente e cibi nutrienti.

Di

Joe Correa CSN

www.ingramcontent.com/pod-product-compliance
Lightning Source LLC
Chambersburg PA
CBHW051035030426
42336CB00015B/2892